Die 1001. Diät hat funktioniert!

Abnehmen ganz einfach und ohne Hunger!!!

zunächst einmal: ich habe in meinem Leben bestimmt schon alles ausporobiert, was Gewichtsabnahme versprach.

Als junges Mädchen hatte ich oft Untergewicht. Weil ich nicht dick sein wollte, habe ich gehungert. So war ich bei 1,72m Körpergröße meist 50Kg Schwer oder weniger. Irgendwann war ich dann mal so weit, dass ich nichts mehr essen konnte, ohne irgendwelche Folgen wie Magenschmerzen, Erbrechen...

Also ließ ich das essen kurzerhand einige Zeit lang weg. Ziel erreicht. Ich war schlank! Ein paar Wochen später... Kreislaufprobleme, mangelnde Leistungsfähigkeit, Ohnmachtsanfälle. Probleme bei der Arbeit.

Besuch beim Hausarzt: Mädchen iss mal ein ordentliches Leberwurstbrot, dann wirst Du auch wieder gesund! Das konnte ich natürlich nicht. Allein der Gedanke daran ließ ich würgen...Heute würde man sagen: Die ist krank, ab in die Klinik für Essgestörte...

1978 – 1982 waren Essstörungen keine Krankheit! Also musste ich mir irgendwie selber helfen. Zuerst Hühnerbrühe ohne alles, nach ein paar Tagen

Hühnerbrühe mit zerdrückter Möhre, nach etwa 3 Wochen Hühnerbrühe mit zerdrückter Möhre und ganz fein geschnittenem Fleisch, weitere 3 Wochen später Brühe mit Fleisch, Möhre, Nudeln- natürlich alles zermatscht. Nach etwa einem Jahr hat richtig essen wieder funktioniert. Vor meinen Eltern musste ich das natürlich komplett verheimlichen. Wenn ich aus der Schule kam, habe ich gesagt: Ich habe mir ein halbes Weißbrot beim Bäcker geholt, ich bin satt. Abends war ich noch satt und gefrühstückt habe ich sowieso nie...

Aus Angst, wieder krank zu werden, weil ich nichts esse, habe ich wohl die ersten 20 KG zugenommen. Dann kamen Krankheiten, Schwangerschaften, Medikamente auf den Plan und ich hatte mein Gewicht von 1982 (51 Kg) bis 2017 (153 Kg) verdreifacht!

Alles, was ich ausprobiert hatte, um mein Gewicht wieder zu reduzieren, hat ein paar Wochen funktioniert, dann kam der Heißhunger und dann waren 3 Kg mehr wieder drauf, als zuvor abgenommen wurden.

Mit meiner Hausärztin habe ich im Januar ein langes Gespräch geführt. Vieles, was Ernährung angeht, wusste ich ja, aber es kamen auch ein paar für mich neue Dinge „auf den Tisch". Auf Basis meiner Erfahrungen und dieses Gesprächs habe ich nun eine für mich funktionierende Methode entwickelt. Ich mache das jetzt seit einem halben Jahr und habe bereits 17 KG abgenommen. Mittlerweile geht es etwas langsamer voran, aber es geht stetig weiter. Ein paar wichtige Regeln vorweg:

1. man darf sich NIEMALS etwas verbieten.

2. Auf Feiern und zu besonderen Anlässen nicht die Oh nein, ich mache gerade eine Diät- Masche bringen!

3. sich ruhig mal etwas gönnen. Ich zum Beispiel trinke gern sehr guten Rotwein oder Champagner.

4. Sich Ziele setzen, die erreichbar sind.

5. 3 Mahlzeiten täglich, die letzte bis 18 Uhr beginnen!

6. nicht jeden Tag wiegen. Einen wöchentlichen „Wiegetag" einrichten.

7. Keine Mahlzeit auslassen.

So, und nun komme ich zu meiner Abnehm- Methode:
Ich esse relativ viel Ballaststoffe und Eiweiß.
Frühstück:
3x wöchentlich einen Shake nach Geschmack. Ich zum
Beispiel nehme den Schokoshake von Multaben, der
ist bei DM und Rewe erhältlich und relativ preiswert.
Er schmeckt nicht so „künstlich" wie viele andre
Shakes. Oder den „Neutralen" DM- Hausmarke. Den
neutralen Shake kann man zum Beispiel mit starkem
Pfefferminztee anrühren oder ein paar pürrierte
Erdbeeren oder Pfirsich mit rein tun. Auch kann man
ihn mal herzhaft, zum Beispiel mit Gemüsesaft,
Möhrensaft oder Tomatensaft anrühren, zum Beispiel
als Mittagessen. Beim anrühren mit Gemüsesäften
immer etwas würzen.

An den anderen 4 Tagen:

1 Scheibe Brot oder 1 Brötchen mit Aufstrich, Käse,
Wurst oder Marmelade., Tee, Milchkaffee, 1 Stck
Obst/ Gemüse z.B. Birne, Kohlrabi, Möhre, Schälchen
Erdbeeren, Heidelbeeren, Gurke....

5 Stunden ohne Essen.
Zwischendurch Tee ohne Zucker, schwarzer Kaffee,
Mineralwasser. Insgesamt mindestens 1 – 1,5 Liter.

Mittagessen: 1 Mahlzeit aus Kohlenhydraten (Reis,
Kartoffeln, Nudeln),
Eiweiß (Soja, Fleisch, Fisch, Ei)

und Gemüse oder Salat, wobei der Gemüseanteil am größten ist.
Nachtisch: 1 kl. Becher Joghurt/ Schichtkäse/ Obst/ Quark
Deadline für Kohlenhydrate: 14:30 Uhr!

5 Stunden ohne Essen.
Zwischendurch 1 – 1,5 Liter Tee ohne Zucker, Kaffee, Mineralwasser.

Abendessen: KEINE, bzw. ganz wenig Kohlenhydrate mehr essen! Salat, gedünstetes Gemüse, geschmortes Gemüse, Eier, Käse, Fleisch, Fisch, Eiweißbrot. Auf jeden Fall IMMER eine Eiweiß- Komponente dazu essen, sonst bekommt man nach relativ kurzer Zeit wieder Hunger.
Das macht man an 12 – 14 Tage lang so. Dann kommen 1- 2 Tage, an denen man das alles einfach vergisst, isst, was einem schmeckt, abends sich ein oder 2 Gläser Bier oder Wein gönnt. Man hat am kommenden Tag bestimmt 500g wieder drauf. Aber es geht wieder
schneller vorwärts, die zugenommenen 500g sind gleich am kommenden Tag wieder weg und es geht wieder schnell mit dem Gewichtsverlust, weil man dem Körper nicht die Chance gibt, seinen Verbrauch zu reduzieren... Unser Organismus ist sehr anpassungsfähig. Wenn er merkt, da kommt weniger, dann verbraucht er einfach weniger Energie, geht sozusagen auf „Sparmodus".

Wenn man mal einen Tag hat, an dem es nicht klappen will, zur richtigen Zeit zu essen, einfach das Mittagessen oder Abendbrot mal durch einen Shake ersetzen.

Das darf man nur nicht zur Regel werden lassen, denn dann ist man die Shakes ganz schnell leid!

Ich verwende bis auf Frischkäse keinerlei „Diätprodukte" Weder leichte Butter, noch Getränke, die Süssungsmittel enthalten, und schon gar keinen fettarmen Käse. Fett ist Geschmachsträger und unser Körper benötigt auch Fett. Man sollte zwar zusehen, dass es nicht mehr als 30 – 35g Fett täglich sind, die man dem Körper zuführt, aber das lässt sich mit einer Scheibe vollfettem Käse durchaus machen.

Ich zum Beispiel mag glücklicherweise keine Cola und süße Limonaden auch nicht. Somit fällt das Verlangen nach solchen Getränken bei mir vollkommen flach. Allerdings habe ich ein ganz anderes Laster: SCHOKOLADE!!! Wenn ich an einer Konditorei oder an einem Schokoladen- Geschäft vorbei komme, also jemandem, der Trüffel und Pralinen selbst herstellt aus guten Zutaten, dann kann ich nicht vorbeigehen ohne anzuhalten und mir ein paar von den Köstlichkeiten zu kaufen.

Auch das verbiete ich mir nicht- ich gehe ja nicht täglich an einer Konditorei vorbei. Ich suche mir dann 3-4 Pralinen oder Trüffel mit Bedacht aus und genieße sie einfach an 3-4 Mittagen als Nachtisch zu einer Tasse Kaffee.

Also: Ohne schlechtes Gewissen ruhig mal ein Glas Cola oder Limonade trinken, wenn einem danach zumute ist.
Und wer genau so ein Schoko- Junkie ist, wie ich, für den habe ich auch einen Tipp... einfach die Beste Schokolade nehmen, die der Markt zu bieten hat (wenn ich mal „preiswerte" Schokolade kaufe, dann steht Lindt oder Rausch drauf), ansonsten kaufe ich nur Trüffel oder Pralinen aus der Konditorei oder vom Chocolatier. Da regelt der Preis automatisch mein Verlangen!

Wenn man mal zu einer Feier eingeladen ist, dann weiß man das meist früh genug und kann seinen „Fresstag" auf den Tag legen. Es kommt nicht so ganz genau darauf an, ob man nun 9, 10, 11, 12, 13 oder 14 Tage lang sich genau an die Vorgaben hält. Wenn ich zum Beispiel 23 Tage vor der Feier die Einladung bekomme, gerade bei Tag 6 bin, dann mache ich das folgendermaßen: einfach noch 9 Tage weitermachen, dann hat man mal einen 15 Tage Block, dann den/ die „Ich darf alles Tag/e", danach noch einmal 12 -13 Tage nach Plan. Und schon hat man auf der Feier keinerlei Probleme. Weder mit Essen noch mit Trinken!

Im Urlaub zum Beispiel halte ich es so: Den ganzen Tag über ist alles erlaubt, abends nur Eiweiß und Gemüse, jeden 2. Abend 1 Glas Wein oder Bier. Dann nimmt man zwar nicht oder nur ganz minimal ab, aber man nimmt auch nicht zu!

Auf den folgenden Seiten beschreibe einen kompletten 12- Tage- Block. Die Speisen sind durchaus untereinander austauschbar, bzw. durch andere Gemüse zu ersetzen. Auch kommt es nicht auf das Gramm an. Wenn ich zum Beispiel an der Fleischtheke 120g Lammfleisch bestelle und die Verkäuferin schneidet 135g ab, dann nimmt man von den 15g auch nicht gleich zu. Das sind Richtwerte! Ein paar Gramm mehr oder weniger sind nicht schlimm.

Wenn man den Tag mit etwas Süßem startet, dann hat unser Körper lange genug Zeit, diese Kohenhydrate zu verarbeiten, unser Verlangen nach Süßem ist nicht so ausgeprägt, weil es ja täglich irgend etwas gibt.

Und nun wünsche ich Dir gutes Gelingen!

Barbara Fricke

So zum Beispiel könnte ein Block aussehen:

1. Tag:

Frühstück 07:00 Uhr – 07:30 Uhr:

1 Schokoshake,
1 Tasse Milchkaffee

zwischendurch:

1 Fl Mineralwasser (o,7l)
2 Tassen Tee a´0,2l

Mittagessen 12:30 Uhr – 13:00 Uhr

2 mittelgroße Kartoffeln/ kochen
1 Putenschnitzel/ braten
300g Blumenkohl/ dampfgaren oder kochen

zwischendurch:

1 Fl Mineralwasser 0,7l
2 Tassen Kaffee, schwarz a´0,2l

Abendessen: 18:00 Uhr – 18:30 Uhr

1,5 Scheiben Eiweißbrot
1 Scheibe Gouda
1 Scheibe Kochschinken
2 Tomaten
2 Gläser Tee

2. Tag:

Frühstück 07:00 Uhr – 07:30 Uhr:

1 Brötchen
3 Teel. Frischkäse darauf verteilen
mit 2 -3 Teel. Honig odr Marmelade bestreichen
 1 Tasse Milchkaffee

zwischendurch:

1 Fl Mineralwasser (o,7l)
2 Tassen Tee a´0,2l

Mittagessen 12:30 Uhr – 13:00 Uhr

150g gekochter Reis
Bohnen- Tomatentopf:
500g Schinkenwürfel
500g Zwiebelwürfel-> mit Schinken zusammen anbraten
1000g grüne Bohnen-> Zu Zwiebeln und Schinken geben, Deckel drauf, schmoren lassen.
1000g reife Tomaten->häuten, zuletzt in den Topf alles zusammen nochmal ca. 20 Minuten schmoren lassen.
Braucht kein Gewürz...
in 4 – 5 Portionen teilen, 1 sofort essen, die anderen Portinen einfrieren.

zwischendurch:

1 Fl Mineralwasser 0,7l
2 Tassen Kaffee, schwarz a´0,2l

Abendessen: 18:00 Uhr – 18:30 Uhr

1,5 Scheiben Eiweißbrot
1 Scheibe Salami
1 gekochtes Ei
1/2 Salatgurke
2 Gläser Tee

3. Tag:

Frühstück 07:00 Uhr – 07:30 Uhr:

1 Schokoshake
1 Tasse Milchkaffee

zwischendurch:

1 Fl Mineralwasser (o,7l)
2 Tassen Tee a´0,2l

Mittagessen 12:30 Uhr – 13:00 Uhr

2 mittelgroße Kartoffeln/ kochen
2 Eier/ braten
300g Spinat mit angebratener Zwiebel und etwas
Knoblauch kochen, mit Muskat und Salz würzen

zwischendurch:

1 Fl Mineralwasser 0,7l
2 Tassen Kaffee, schwarz a´0,2l

Abendessen: 18:00 Uhr – 18:30 Uhr

1,5 Scheiben Eiweißbrot
40 g Camembert
1 Scheibe Parmaschinken
½ Bund Radieschen
2 Gläser Tee

4. Tag:

Frühstück 07:00 Uhr – 07:30 Uhr:

1,5 Scheiben Vollkornbrot
1 Scheibe Butterkäse
1 Teel Frischkäse
1,5 Teel. Marmelade oder Honig
 1 Tasse Milchkaffee

zwischendurch:

1 Fl Mineralwasser (o,7l)
2 Tassen Tee a´0,2l

Mittagessen 12:30 Uhr – 13:00 Uhr

150g gekochte Nudeln

Soße aus:
1 Ds Thunfisch in Wasser (200g)
3 Teel. Kapern
2 El. Mehl, 3 Teel. Butter (Mehlschwitze)
zum ablöschen:
½ Becher Schmand (leicht, zum Beispiel von Rewe)
200 ml Milch
den abgegossenen, zerbröselten Thunfisch und die
Kapern dazugeben, in 2 Portionen teilen und 1
Portion gleich einfrieren

Salat aus 1 Teel. Zwiebelwürfel oder 1 Lauchzwiebel
2 Tomaten-
Balsamico, Olivenöl, Pfeffer, Salz, ½ Teel. Honig

zwischendurch:

1 Fl Mineralwasser 0,7l
2 Tassen Kaffee, schwarz a´0,2l

Abendessen: 18:00 Uhr – 18:30 Uhr

1,5 Scheiben Eiweißbrot
1 Scheibe Gouda
1 Scheibe Kochschinken
1 Kohlrabi
2 Gläser Tee

5. Tag:

Frühstück 07:00 Uhr – 07:30 Uhr:

1 Schokoshake
1 Tasse Milchkaffee

zwischendurch:

1 Fl Mineralwasser (o,7l)
2 Tassen Tee a´0,2l

Mittagessen 12:30 Uhr – 13:00 Uhr

Tomatencremesuppe mit Feta

1 Zwiebel-> anbraten
1l Tomatenpürree-> zur Zwiebel geben aufkochen,
1/3 Becher Schmand dazu, würzen mit Salz, Pfeffer,
Paprika, Basilikum
200g Feta in Würfel schneiden, Basilikum hacken,
200g angebratene Putenfleischwürfel in die fertige
Suppe geben. (ca. 3 - 4 Portionen), 1 Portion essen,
den Rest portionsweise einfrieren.

zwischendurch:

1 Fl Mineralwasser 0,7l
2 Tassen Kaffee, schwarz a´0,2l

Abendessen: 18:00 Uhr – 18:30 Uhr

1,5 Scheiben Eiweißbrot
1 Scheibe Gouda
1 Scheibe Pfefferschinken
1 Paprikaschote
2 Gläser Tee

6. Tag:

Frühstück 07:00 Uhr – 07:30 Uhr:

1 Brötchen
2-3 Teel. Frischkäse
2-3 Teel. Marmelade oder Honig
 1 Tasse Milchkaffee

zwischendurch:

1 Fl Mineralwasser (o,7l)
2 Tassen Tee a´0,2l

Mittagessen 12:30 Uhr – 13:00 Uhr

1 Schweineschnitzel 150g braten
2 Kartoffeln, mittelgroße kochen
200g Broccoli (dampfgaren oder kochen)
1 Stck Obst, z.B. Apfel, Birne, 1 kl. Schale
Heidelbeeren, Weintrauben, 1 Pfirsich, 1 Nektarine,
Erdbeeren oder Melonenstücke

zwischendurch:

1 Fl Mineralwasser 0,7l
2 Tassen Kaffee, schwarz a´0,2l

Abendessen: 18:00 Uhr – 18:30 Uhr

1,5 Scheiben Eiweißbrot
1 40g Brie
1 Scheibe Kochschinken
1 Möhre
2 Gläser Tee

7. Tag:

Frühstück 07:00 Uhr – 07:30 Uhr:

1 Schokoshake
1 Tasse Milchkaffee

zwischendurch:

1 Fl Mineralwasser (o,7l)
2 Tassen Tee a´0,2l

Mittagessen 12:30 Uhr – 13:00 Uhr

150g gekochter Reis
200g Lachsfilet/ auf der Haut braten
200g Zuckerschoten /kochen oder dampfgaren
aus 1 Teel Mehl, etwas Butter, Zitronensaft und Milch
eine Mehlschwitze erstellen, mit etwas Senf, Pfeffer
und Salz abschmecken und über Reis und Lachs
geben.

zwischendurch:

1 Fl Mineralwasser 0,7l
2 Tassen Kaffee, schwarz a´0,2l

Abendessen: 18:00 Uhr – 18:30 Uhr
1,5 Scheiben Eiweißbrot
60g Frischkäse, leicht, z.B. Philadelphia Balance dazu
frisch gehackte Kräuter wie Schnittlauch, Petersilie
1 Scheibe Salami
1 Tomate
2 Gläser Tee
1 Glas Bier oder Wein

8. Tag:

Frühstück 07:00 Uhr – 07:30 Uhr:

1 Brötchen
50g Frischkäse z.B. Philadelphia Balance
3 Teel. Honig oder Marmelade
1 Tasse Milchkaffee

zwischendurch:

1 Fl Mineralwasser (0,7l)
2 Tassen Tee a´0,2l

Mittagessen 12:30 Uhr – 13:00 Uhr

Lauch- Käse- Suppe

2 Stangen Lauch-> anbraten
200g Rinderhackfleisch-> krümelig anbraten
1 Becher Frischkäse z.B. Philadelphia Balance
500ml Gemüsebrühe
Pfeffer, etwas Weißwein

(ergibt 2 Portionen, 1 Portion kann gleich eingefroren werden fürs nächste Mal.)

zwischendurch:
1 Fl Mineralwasser 0,7l
2 Tassen Kaffee, schwarz a´ 0,2l

Abendessen: 18:00 Uhr – 18:30 Uhr

1,5 Scheiben Eiweißbrot
1 Scheibe Gouda
1 Scheibe Parmaschinken
1 Paprikaschote
2 Gläser Tee

9. Tag:
Frühstück 07:00 Uhr – 07:30 Uhr:
1 Schokoshake
1 Tasse Milchkaffee

zwischendurch:

1 Fl Mineralwasser (o,7l)
2 Tassen Tee a´0,2l

Mittagessen 12:30 Uhr – 13:00 Uhr

120g Lammrücken- würzen und braten
2 mittelgroße Kartoffeln->vierteln und im Backofen
mit Olivenöl, Salz und Rosmarin garen
200g grüne Bohnen- dampfgaren oder kochen
1 kl. Schälchen Joghurt, Quark, Pudding oder Obst

zwischendurch:

1 Fl Mineralwasser 0,7l
2 Tassen Kaffee, schwarz a´0,2l

Abendessen: 18:00 Uhr – 18:30 Uhr

1,5 Scheiben Eiweißbrot
40g Camembert
1 Scheibe gegrillte Putenbrust
½ Bund Radieschen
2 Gläser Tee
1 Glas Bier oder Weintrauben

10. Tag:

Frühstück 07:00 Uhr – 07:30 Uhr:

1,5 Scheiben Brot
1 Scheibe Leerdammer
2 Teel. Frischkäse, z.B. Philadelphia Balance
1-2 Teel. Honig oder Marmelade
1 Tasse Milchkaffee

zwischendurch:

1 Fl Mineralwasser (0,7l)
2 Tassen Tee a´0,2l

Mittagessen 12:30 Uhr – 13:00 Uhr

200g Putenschnitzelfleisch-> in Stücke schneiden und anbraten
1 kl. Zwiebel- in Würfel schneiden und mit anbraten
½ rote Paprikaschote-> in Stücke schneiden und mit anbraten
mit 1 -2 El Mehl bestäuben
1 kl. Dose Fruchtcocktail-> zu den angebratenen Fleisch und Gemüsestücken geben, mit etwas Milch ablöschen.
Würzen mit: Paprikapulver, Currypulver, Salz, Pfeffer.

Wer die süß- scharfe Variante nicht mag,kann gern

eine Dose Mais verwenden statt der Früchte.

Ergibt 2 Portionen, 1 Portion gleich enfrieren.

zwischendurch:

1 Fl Mineralwasser 0,7l
2 Tassen Kaffee, schwarz a´0,2l

Abendessen: 18:00 Uhr – 18:30 Uhr

1,5 Scheiben Eiweißbrot
1 Scheibe Wilstermarschkäse
40g Teewurst
¼ Salatgurke
2 Gläser Tee

11. Tag:

Frühstück 07:00 Uhr – 07:30 Uhr:

1 Schokoshake
1 Tasse Milchkaffee

zwischendurch:

1 Fl Mineralwasser (o,7l)
2 Tassen Tee a´0,2l

Mittagessen 12:30 Uhr – 13:00 Uhr

2 mittelgroße Pellkartoffeln
2 kleine Matjesfilets
1 kleine Zwiebel (in Ringe schneiden)
¼ Kopf Eisbergsalat
Salatdressing: ½ Zitrone, 2 Teel. Sonnenblumenöl,
Senf, Salz, Pfeffer, etwas Honig, etwas Wasser
1 kleines Schälchen frisches Obst, z.B. Melonenstücke,
Erdbeeren, Trauben oder Joghurt

zwischendurch:

1 Fl Mineralwasser 0,7l
2 Tassen Kaffee, schwarz a´0,2l

Abendessen: 18:00 Uhr – 18:30 Uhr

1,5 Scheiben Eiweißbrot
1 Scheibe Dofino mit Dill
70g körnigen Frischkäse
1 Tomaten
frische Kräuter
2 Gläser Tee

12. Tag:

Frühstück 07:00 Uhr – 07:30 Uhr:

1 Brötchen
2-3 Teel. Frischkäse
2-3 Teel. Honig oder Marmelade
1 Tasse Milchkaffee
1 kl. Glas Saft, z.B. Apfel oder Orange

zwischendurch:

1 Fl Mineralwasser (o,7l)
2 Tassen Tee a´0,2l

Mittagessen 12:30 Uhr – 13:00 Uhr

Zuccinicremesuppe mit Hähnchenstreifen

1 Zwiebel-> anbraten
2 kleine Zuccini in Würfel schneiden und zu den Zwiebeln geben und mit anbraten.
Mit 500 ml Gemüsebrühe aufgießen
½ Becher Schmand
200ml Kokosmilch
alles gar kochen, mit dem Pürrierstab durcharbeiten, mit Pfeffer und Salz würzen und 250g gebratene Hähnchenstreifen in die fertige Suppe geben. (ca. 2-3 Portionen), 1 Portion essen, den Rest portionsweise einfrieren.

zwischendurch:

1 Fl Mineralwasser 0,7l
2 Tassen Kaffee, schwarz a´0,2l

Abendessen: 18:00 Uhr – 18:30 Uhr

1,5 Scheiben Eiweißbrot
1 Scheibe Gouda
1 Scheibe Parmaschinken
1 Paprikaschote
2 Gläser Tee

Den Tee kann man jederzeit durch schwarzen Kaffee oder Mineralwasser ersetzen. Wer Probleme hat, viel zu trinken, sollte versuchen, nur warme Getränke zu sich zu nehmen. Das klappt meistens besser.

Eigene Rezepte:

Herstellund und Verlag:
BoD - Books on Demand, Norderstedt
ISBN 978-3-7448-5459-7